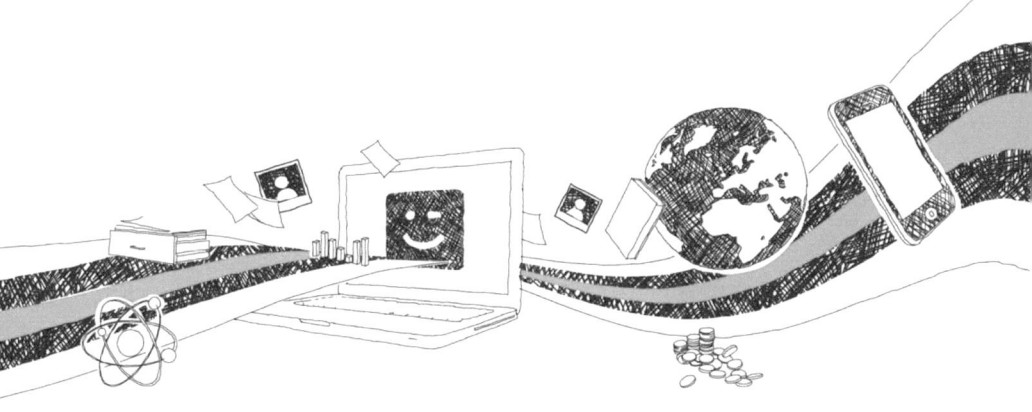
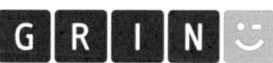

Bibliografische Information der Deutschen Nationalbibliothek:

Die Deutsche Bibliothek verzeichnet diese Publikation in der Deutschen National-
bibliografie; detaillierte bibliografische Daten sind im Internet über http://dnb.d-
nb.de/ abrufbar.

Impressum:

Copyright © 2015 GRIN Verlag, Open Publishing GmbH
Druck und Bindung: Books on Demand GmbH, Norderstedt Germany
ISBN: 978-3-668-14148-3

Dieses Buch bei GRIN:

http://www.grin.com/de/e-book/314644/der-einfluss-von-wearables-auf-gesundheit-
fitness-und-wohlbefinden

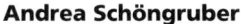

Andrea Schöngruber

Der Einfluss von "Wearables" auf Gesundheit, Fitness und Wohlbefinden. Das Potential der neuen Hightech Armbänder

GRIN Verlag

GRIN - Your knowledge has value

Der GRIN Verlag publiziert seit 1998 wissenschaftliche Arbeiten von Studenten, Hochschullehrern und anderen Akademikern als eBook und gedrucktes Buch. Die Verlagswebsite www.grin.com ist die ideale Plattform zur Veröffentlichung von Hausarbeiten, Abschlussarbeiten, wissenschaftlichen Aufsätzen, Dissertationen und Fachbüchern.

Besuchen Sie uns im Internet:

http://www.grin.com/

http://www.facebook.com/grincom

http://www.twitter.com/grin_com

Fachbereich Gesundheit

Studiengang Gesundheit und Management für Gesundheitsberufe (B.sc.)

Möglichkeiten der Reduktion von Zivilisationskrankheiten mithilfe neuer Hightech-Armbänder für den Konsumgütermarkt und dem Web 2.0

Projektarbeit

Andrea Schöngruber

Semester: WS 2014/2015

23.02.2015

Gliederung

1. Hinführung zum Thema

Technischer Fortschritt prägt seit jeher die Entwicklung der Menschheit und verändert die Gesellschaft. Ob man die Entwicklung zur Industriegesellschaft oder den Weg zur modernen Nahrungsmittelproduktion betrachtet, technologischer Aufschwung stellt die Grundlage unseres heutigen Wohlstandes dar.[1] „Neue Techniken in der Medizin erhöhen..." gemäß Bundesministerium für Bildung und Forschung „...die Lebenserwartung und machen so neue Formen von individueller Lebensplanung erst erlebbar."

Oft sind Gesundheit und Technik eng miteinander verzahnt. Zum Beispiel bei der Entwicklung neuer Untersuchungsmethoden, bei welcher es gilt, Kenntnisse aus beiden Fachgebieten optimal zu kombinieren und zielorientiert anzuwenden. Manchmal ist ein Zusammenhang zwischen den unterschiedlichen Untersuchungsgegenständen dieser Fachgebiete jedoch erst nach weiterer Konkretisierung erkennbar. So haben Zivilisationskrankheiten und moderne Unterhaltungselektronik zunächst scheinbar keine gemeinsamen relevanten Untersuchungsmerkmale. Bei genauer Betrachtung aktueller Trends auf dem Konsumgütermarkt, welche die Optimierung persönlicher Lebensgewohnheiten in Hinblick auf Sport, Fitness und Ernährung zum Ziel haben, stellt sich allerdings die spannende Frage, welche nachhaltigen positiven Auswirkungen diese auf die Gesundheit des Einzelnen und in weiterer Folge auf ganze Bevölkerungsschichten haben können. Besonders in Zeiten, in denen immer mehr Krankheitsursachen in mangelnder Bewegung und falscher Ernährung liegen („Das Auftreten und der Verlauf chronischer Krankheiten sind stark vom persönlichen Verhalten sowie von Fehlanreizen und gesundheitlichen Belastungen aus der sozialen und physischen Umwelt abhängig."[2]), dürften neuartige Unterhaltungstechnologien, die die Nutzer potenziell zu einem aktiveren Lebensstil animieren, vor allem für die Gesundheitsbranche von großem Interesse sein.

2. Einfluss von Unterhaltungstechnologien auf Gesundheit, Fitness und Wohlbefinden

2.1 Aktuelle Situation

Mit der Industrialisierung im 19. Jahrhundert begann ein Prozess, welcher die Arbeitswelt und Lebensweise in den Industrieländern nachhaltig verändert hat. Weitere durchgreifende Effekte brachte die Digitalisierung gegen Ende des zwanzigsten Jahrhunderts mit sich. Neben einer Vielzahl positiver Auswirkungen dieser Entwicklungen, werden Zivilisationen heutzutage auch mit deren enormen negativen Folgen konfrontiert. Unter anderem ist im Berufs- und Arbeitsleben ein Trend zu überwiegend sitzenden Tätigkeiten zu verzeichnen, welcher in Kombination mit nicht gesundheitsförderlicher Ernährung die Entstehung relativ neuartiger Krankheiten, den sogenannten Zivilisationskrankheiten bedingt[3]. Eine einheitliche Definition für den Begriff „Zivilisationskrankheit" existiert in der Literatur aktuell nicht.[4] Da für diesen Ausdruck im allgemeinen Sprachgebrauch auch häufig das Synonym „Wohlstandskrankheit"[5] verwendet wird, lässt sich explizieren, dass diese Krankheitsform überwiegend in den hochentwickelten Industrieländern in Erscheinung tritt und durch die hier vorherrschenden Lebensweise bedingt wird.

Die nachfolgende Statistik zeigt Krankheiten auf, welche häufig als solche eingestuft werden und lässt eine Prognose zum Anstieg dieser bis 2030 und 2050 im Vergleich zum Jahr 2007 erkennen. Der Anteil der mit einem * markierten Krankheiten bezieht sich auf die Anzahl der jährlichen Neuerkrankungen.

Prognose zum Anstieg von Zivilisationskrankheiten bis 2030 und 2050 gegenüber dem Jahr 2007

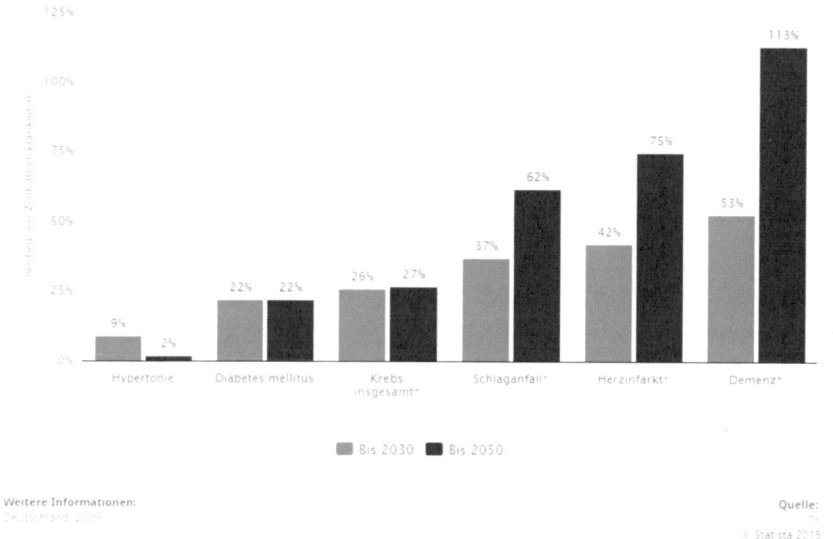

Wie aus der Prognose der TK hervorgeht, muss in den kommenden Jahrzehnten wahrscheinlich mit einem erheblichen Anstieg der Anzahl an unter Zivilisationskrankheiten leidenden Menschen gerechnet werden. Aufgrund der Tatsache, dass verschiedene Risikofaktoren wie Bewegungsmangel oder Über- und Unterernährung das Erleiden einer Zivilisationskrankheit begünstigen[6], ist zu konkludieren, dass sich sowohl durch ausreichend Bewegung, einer gesunden und ausgewogenen Ernährung sowie dem Verzicht auf den Konsum übermäßig zucker- und fetthaltiger Nahrungsmittel die Wahrscheinlichkeit des Auftretens dieser reduzieren ließe.

2.2 Gesundheit, Fitness und Wohlbefinden im Wandel der Zeit

2.2.1 Neue Technologien im Konsumgüterbereich

Auf dem Konsumgütermarkt investieren die großen Elektronikhersteller verstärkt in den Bereich Unterhaltungselektronik, wie sich aus der Berichterstattung unterschiedlicher Fachmagazine schlussfolgern lässt.[7] Auf der Internationalen Funkausstellung (IFA), welche jährlich in Berlin stattfindet, präsentieren die wichtigsten Unternehmen der Branche jedes Jahr im Herbst ihre technischen Neuentwicklungen. Die Messe hat sich in den vergangenen Jahren als wichtiger Trendindikator der Branche erwiesen. Im vergangenen Jahr fokussierten sich die Hersteller vor allem auf die Vorstellung von Produkten, welche die Optimierung persönlicher Lebensgewohnheiten in Hinblick auf Sport, Fitness und Ernährung zum Ziel haben.[8] Eine wichtige Rolle in diesem Zusammenhang spielt die Positionierung sogenannter Wearables. Als Wearable bezeichnet man ein tragbares Computersystem, welches bei der Anwendung am Körper des Nutzers befestigt ist. Diese sind auf dem Markt aktuell unter anderem in Form von Armbändern erhältlich. Ausgestattet mit unterschiedlichen Sensoren, sind diese in der Lage, dem Benutzer detaillierte Informationen über dessen körperliche Auslastung zu geben. Zudem können sie den Anwender zu mehr Bewegung und einer bewussteren Ernährung animieren. Die Möglichkeit, sich durch die Kombination von Armband und Smartphone mit seinen Freunden zu vernetzen, schafft zusätzliche Motivationsanreize. Besonders empfehlenswert sind derartige Fitnessarmbänder vor allem für Menschen, die berufsbedingt die meiste Zeit des Tages sitzend verbringen und sich deshalb mit der Analyse ihrer Fitness auseinandersetzen möchten. Wie die nachfolgende Grafik veranschaulicht, rechnet der IHS dieser Technologie für die kommenden Jahre enorme Wachstumschancen zu.

Prognose zum Umsatz mit Wearable Technology in Europa von 2013 bis 2018 (in Milliarden Euro)

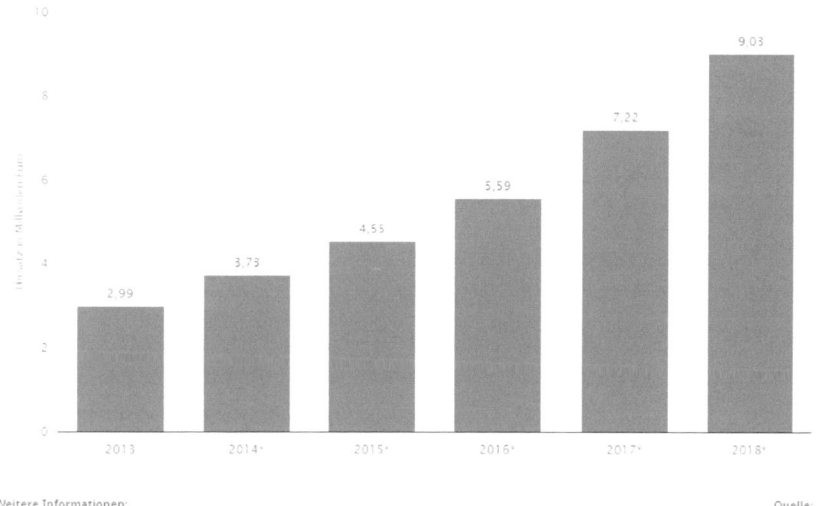

2.2.2 Einflüsse des Web 2.0

Aber auch die Entwicklung des Web 2.0 wird den Anwendern in Zukunft beachtliche Chancen zur Steigerung der individuellen Leistung und Verbesserung der Lebensqualität bieten. Unter Web 2.0 versteht man im weiteren Sinne „Websites, die ausschließlich oder weitgehend aus Inhalten von Internet-Usern bestehen (User generated Content)"[9] Eine zentrale Rolle dabei spielen die sozialen Netzwerke wie Facebook oder Instagram. Während auf Facebook neben persönlichen Inhalten auch tagesaktuelle Themen geteilt werden, ist Instagram eine Plattform, bei welcher die Verbreitung von Fotos im Vordergrund steht. Betrachtet man diese, stellt man fest, dass hier seit gut zwei Jahren ein Trend zu beobachten ist, bei dem die Anwender verstärkt Bilder von sich im Fitnessstudio, beim Joggen oder von ihrem mit Obst angereichertem Frühstücksmüsli posten.[10] Man kann sogar davon sprechen, dass zwischen den Nutzern ein regelrechter Wettbewerb entfacht ist, bei dem es darum geht, die Anerkennung der

Community durch Dokumentation der persönlichen Leistungsbereitschaft und der individuellen Lebensgestaltung zu erlangen. Sport, Fitness und Ernährung sind Themen, welche dies oft zum Ausdruck bringen. Auch die Präsenz prominenter Persönlichkeiten in den sozialen Netzwerken, welche vor allem für junge Menschen oft Idole darstellen, kann durch Adaption derer Lebensweisen in Hinblick auf Sport und Ernährung durchaus positive Auswirkungen auf das Individuum haben. Durch das Web 2.0 verschmelzen räumliche Grenzen, einstige Barrieren werden durchbrochen und der Kontakt zu bekannten Personen wird scheinbar greifbar. Nach Meinung des Trendforschers *Wippermann* schließen sich Mitglieder sozialer Netzwerke „wie Fischschwämme zusammen" und „teilen sich gerne und freiwillig anderen mit". Ferner führt *Wippermann* an „Die Verbraucher möchten Inhalte, … mitgestalten."[11] Laut *Nielsen* besuchen 64% der deutschen Onlinenutzer regelmäßig soziale Netzwerke, 47% von ihnen „networken" mehr als drei Stunden täglich auf Facebook.

2.3 Spannungsfeld Technologisierung und Gesundheit

Angesicht der bisher geschilderten Entwicklungen, stellt sich nun die Frage, welchen Einfluss Technik und Internet in den kommenden fünf Jahren auf die Gesundheit des Individuums haben werden.

Haben moderne Unterhaltungselektronik und die Einflüsse des Web 2.0 das Potenzial die Anzahl der an Zivilisationskrankheiten leiden Menschen in den Industrieländern in den nächsten fünf Jahren zu reduzieren?

Und sind ein Rückgang von Krankheiten, welche auf Bewegungsmangel und Fehlernährung zurückzuführen sind, sowie in weiterer Folge eine Entlastung des Gesundheitssystems infolgedessen zu erwarten?

2.4 Möglichkeiten Technik-Trends effizient zu nutzen

Wie eingangs erwähnt, kann das Risiko an bestimmten Krankheiten, wie Herzkreislauf-Erkrankungen, Typ-2-Diabetes oder Adipositas, zu erkranken durch viel Bewegung und Einstellung des Fast-Food-Konsums, erheblich verringert werden. Elektrogeräte wie Fitnessarmbänder können zur regelmäßigen Leistungsbereitschaft anspornen. Denn sie geben nicht nur wertvolle Tipps zur Verbesserung der Fitness, sondern bieten durch die Dokumentation relevanter Daten, wie zum Beispiel der Anzahl der Schritte einer Person pro Tag, Vergleichswerte, die die Motivation des Individuums positiv verstärken können. Durch spielerischen Anreiz animieren sie auch Menschen, die vorher wenig Freude an Bewegung und Sport hatten, sich mit dem Thema Fitness zu beschäftigen. Zudem übt die digitale Anmutung hohe Attraktivität auf Technikbegeisterte aus. Moderne Unterhaltungselektronik bietet also durchaus Chancen die individuelle Lebensgestaltung zu optimieren. Auch mithilfe des Web 2.0 kann dieser Effekt durch zielgerichteten Einsatz vorhandener Potenziale positiv verstärkt werden. Social Media Marketing spielt dabei vermutlich ebenfalls eine zentrale Rolle. Durch die globale Vernetzung entsteht in sozialen Netzwerken oft eine neue Form der Gruppendynamik, welche sich motivierend auf die einzelnen Nutzer auswirken kann. Wenn zum Beispiel ein Anwender, der in der Regel wenig Wert auf Sport und gesunde Ernährung legt, feststellt, wie viel Anerkennung Gleichaltrigen dank ihres aktiven Lebensstils zukommt, erhöht sich möglicherweise dessen Bereitschaft die eigene Fitness- und Ernährungssituation zu verbessern.

Und oft wirken sich auch gemeinsame, körperliche Aktivitäten in einer Gruppe psychologisch positiv auf die Motivation des Individuums aus. Derartige Gruppen von Menschen mit denselben Interessen oder ähnlichen Zielen können sich in sozialen Netzwerken schnell und bequem zusammenfinden. Der Gemeinschaftssinn des Menschen wurde schon nach Maslow als elementarer Bestandteil menschlicher Bedürfnisse und Motivationen identifiziert. Und natürlich spielt auch die Präsenz prominenter Persönlichkeiten in sozialen Netzwerken eine wichtige Rolle. Personen des öffentlichen Lebens, vor allem Schauspieler, Models und einige Musiker, legen in der Regel viel Wert auf Sport und gesunde Ernährung. Mit dem Posten von Bildern oder Statusupdates ermutigen sie ihre Fans den gleichen Weg einzuschlagen. Der Vorteil aller genannten positiven Auswirkungen, die

Technik und Internet in Bezug auf Sport und Ernährung mit sich bringen, werden von einem Phänomen begleitet, dass es ermöglicht eine große Masse zu erreichen. Das Schneeballsystem oder auch der Pinguin-Effekt, nachdem sich in der Netzwerktheorie ab einer kritischen Menge viele Internet-Nutzer in großer Masse einer Bewegung anschließen, kann es ermöglichen, eine breite Bevölkerungsschicht schnell über aktuelle Trends zu informieren und sie zur Teilnahme an gewünschten Maßnahmen zu motivieren. So konnten zum Beispiel im vergangenen Jahr Millionen Euro an Spendengelder für die Erforschung der ALS-Erkrankung durch die sogenannte „Ice-Bucket-Challenge", die sich in der Netzwelt wie ein Lauffeuer verbreitete, gesammelt werden. Enorme Synergieeffekte ergeben sich demzufolge durch die Möglichkeit mithilfe moderner Technik sehr viele Menschen in kürzester Zeit zu erreichen. Diesen Effekt kann sich das Gesundheitswesen zum Beispiel für Aufklärungstätigkeiten zu Nutze machen.

3. Untersuchungsleitende Fragestellung und Methode

Die Überprüfung der Hypothese, dass moderne Unterhaltungselektronik und die Einflüsse des Web 2.0 das Potenzial haben, die Anzahl der an Zivilisationskrankheiten leidenden Menschen in den Industrieländern in den nächsten fünf Jahren zu reduzieren, soll in drei Phasen erfolgen. Mittels Identifikation geeigneter Segmentierungsmerkmale wie Alter und Informationen über bestehende Krankheiten soll im ersten Schritt die Zielgruppe klassifiziert werden. Hierfür bietet sich an, Personen auszuwählen, die ein Alter aufweisen, dass typisch für das Auftreten der entsprechenden Zivilisationskrankheit ist. Für die Klassifizierung des Merkmals „Krankheitsgeschichte" werden im Rahmen einer kurzfristigen Betrachtung von fünf Jahren Personengruppen ausgewählt, die bereits an der zu untersuchenden Krankheit wie zum Beispiel Adipositas leiden. Im Rahmen einer möglichen späteren Langzeituntersuchung können zudem Personen gewählt werden, die zum Untersuchungszeitpunkt noch nicht an einer Zivilisationskrankheit leiden, aber ein erhöhtes Risiko für das Auftreten derer aufweisen. Dadurch kann zusätzlich ein möglicher präventiver Charakter der Reduktion von Zivilisationskrankheiten mithilfe der beschrieben Medien untersucht werden. Auf Basis der Segmentierung werden anschließend je Zivilisationskrankheit eine Testgruppe und eine Vergleichsgruppe gebildet. Die in der Testgruppe befindlichen Personen werden mit einem ausgewählten Wearable ausgestattet und zur Verstärkten Nutzung von Facebook und Instagram angehalten. Die Vergleichsgruppe geht ihren täglichen Gewohnheiten wie üblich nach, wird aber gebeten sich während der gesamten Untersuchungszeit kein Fitnessarmband oder ein vergleichbares Instrument zur Analyse der Fitness anzuschaffen. Der Untersuchungszeitraum erstreckt sich, wie in der Hypothesenbildung beschrieben auf fünf Jahre. Im zweiten Schritt werden die Teilnehmer der Untersuchung nach einer angemessenen Zeit, nach welcher sie sich an die Nutzung des neuen Bandes gewöhnen konnten, erstmals und anschließend im Abstand von sechs Monaten regelmäßig befragt und ärztlich untersucht. Eine Befragung der Vergleichsgruppe findet nicht statt, da die Teilnehmer ihren Gewohnheiten nach wie vor nachgehen. Eine regelmäßige ärztliche Untersuchung findet hingegen auch bei der Vergleichsgruppe statt. Die Befragung der Personen aus der Testgruppe findet schriftlich in Form eines umfangreichen Fragebogens statt, mit dessen Hilfe Informationen zum allgemeinen Wohlbefinden, spezifische Informationen bezüglich des Umgangs mit der Krankheit und eventuellen spürbare Verbesserungen sowie Informationen zur Mediennutzung erhoben werden. Zusätzlich werden die Daten der Fitnessbänder regelmäßig ausgewertet, dies kann durch den Hausarzt geschehen, damit eventuelle Verfälschungen der Ergebnisse durch individuelle Dokumentation verhindert werden. Im letzten Schritt erfolgt die statistische Auswertung der gewonnen Daten. Zunächst werden die Daten, die in unmittelbarem Zusammenhang mit der Nutzung des Fitnessarmbandes und der Internetnutzung der Testgruppe stehen, ausgewertet. Relevante Informationen sind in diesem Kontext unter anderem die Anzahl der täglich zurückgelegten Schritte, das Schlafverhalten und die Ernährungsumstellung. Um die Leistungssteigerung der Personen, welche die Fitnessarmbänder genutzt haben, beziffern zu können, werden die genannten Merkmale mit Durchschnittswerten verglichen. Dadurch ergeben sich konkrete Aussagen, wie zum Beispiel „Die Teilnehmer der Testgruppe haben am Tag durchschnittlich 20% mehr Schritte zurückgelegt." Zur Feststellung der tatsächlichen Verbesserung der körperlichen Fitness und des Gesundheitszustandes werden die anonymisierten Ergebnisse der ärztlichen Untersuchungen beider Gruppen ebenfalls statistisch ausgewertet. Zudem wird die Testgruppe nach Untersuchungsabschluss persönlich und ausführlich zu ihrem Wohlbefinden und den Umgang mit definierten Medien befragt.

Literatur-/Internetquellenverzeichnis

[1] Bundesministerium für Bildung und Forschung: Neue Technologien
http://www.bmbf.de/de/1000.php

[2] Bundesministerium für Bildung und Forschung: Präventionsforschung
http://www.bmbf.de/de/1236.php, Abs. 2, S. 1

[3] Vgl. Heiss (Hrsg.) 1964, S. 16ff.

[4] „Volkskrankheiten im Wandel der gesellschaftlichen Entwicklung –
Medizinische und pharmazeutische Forschung im Übergang von der
Industrie- zur Wissensgesellschaft", Andreas Penk, Peter Marx, Anke
Rahmel, S. 422 Abs. 2 „1. Volkskrankheiten und Zivilisationskrankheiten",
S.1, http://bit.ly/1BykmVS

[5] Vgl. Kompa 1982, S. 5ff.

[6] Vgl. Roelke 1999, S. 40ff

[7] Zum Beispiel im t3n-Magazin: http://bit.ly/1JwPx8k
Oder Auszug aus der Onlinepräsenz der Süddeutschen Zeitung:
„Aber die Wearables werden mit einer erheblich steileren Wachstumskurve
angenommen als Smartphones." http://bit.ly/1zWhdso

[8] Erkenntnisse ergeben sich aus der regelmäßigen Betrachtung von
Tageszeitungen und Fachmagazinen, wie z.B. Süddeutsche Zeitung oder
t3n-Magazin

[9] Vgl. Winkelmann 2013, S. 449

[10] Persönliche Einschätzung der Autorin unter Berücksichtigung des
Austausches mit anderen Nutzern der genannten Netzwerke

[11] Vgl. Winkelmann 2013, S. 449

BEI GRIN MACHT SICH IHR WISSEN BEZAHLT

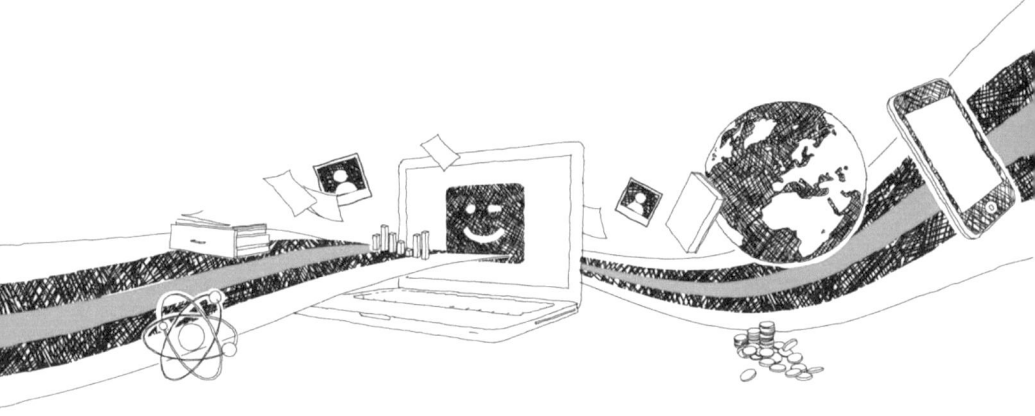

- Wir veröffentlichen Ihre Hausarbeit, Bachelor- und Masterarbeit

- Ihr eigenes eBook und Buch - weltweit in allen wichtigen Shops

- Verdienen Sie an jedem Verkauf

Jetzt bei www.GRIN.com hochladen und kostenlos publizieren

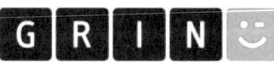